Manufactured by Amazon.ca
Bolton, ON

23070641R00061